Lutte contre la Tuberculose

Suppression de l'Impôt de la Bicyclette

DE L'INFLUENCE DE LA BICYCLETTE

SUR LA

DIMINUTION DE LA TUBERCULOSE A TOULOUSE

PAR

Le Docteur J. BASSET

Professeur honoraire à la Faculté de Médecine de Toulouse,
Médecin en chef honoraire des Hôpitaux civils.

209
0J

Lutte contre la Tuberculose

Suppression de l'Impôt de la Bicyclette

DE L'INFLUENCE DE LA BICYCLETTE

SUR LA

DIMINUTION DE LA TUBERCULOSE A TOULOUSE

PAR

Le Docteur J. BASSET

Professeur honoraire à la Faculté de Médecine de Toulouse,
Médecin en chef honoraire des Hôpitaux civils.

MESSIEURS LES DÉPUTÉS,
MESSIEURS LES SÉNATEURS DE LA HAUTE-GARONNE,

Je viens vous entretenir d'une question locale, mais qui
intéresse cependant la France entière et bien d'autres pays,
où vous pouvez, où vous devez apporter votre concours dans
un but humanitaire et social :

*L'influence de la bicyclette sur la diminution de
la tuberculose à Toulouse.*

Tout d'abord, ce titre peut vous paraître étrange, même
bizarre, et vous n'appréciez pas trop non plus ce que peut
venir faire votre intervention. Mais je vais vous éclairer dans
les rapides développements qui vont suivre.

Vous savez parfaitement que de toutes les maladies qui
frappent l'espèce humaine la tuberculose est la plus répan-
due et la plus meurtrière.

Toutes les contrées, toutes les races, toutes les classes de la société paient chaque jour un large et lourd tribut, d'autant plus lourd que la terrible maladie exerce tout particulièrement ses ravages et sa mortalité non seulement sur l'enfance, avenir de la société, mais surtout de vingt à quarante ans, époque de la vie où le rendement social de l'individu atteint son maximum.

Si vous jetez un rapide coup d'œil sur la mortalité de la tuberculose en Europe, vous voyez immédiatement les ravages épouvantables de ce terrible fléau, et nous arrivons dans cette lugubre nécrologie, malgré tous nos efforts, malgré notre lutte officielle ou privée, malgré l'initiative et le dévouement de tant de Sociétés, de tant de personnes animées des meilleurs sentiments philanthropiques, malgré toutes les fédérations, toutes les ligues contre la tuberculose préconisées par le professeur Brouardel et tous les médecins. Oui, nous arrivons à occuper en bonne ligne et sans conteste le troisième rang.

N'oublions jamais que dans le xixe siècle, notre siècle de tous ceux qui ont à présent l'âge d'homme et à plus forte raison de ceux qui sont, comme moi, dans le déclin de la vie, si nous avons perdu par les longues et grandes guerres du premier Empire et des autres gouvernements, pendant la durée du siècle, deux millions d'hommes, si 500,000 âmes ont disparu par le choléra, nous avons perdu *15 millions*, oui *15 millions de personnes* (1), dont le plus grand nombre dans la force de l'âge, par la tuberculose, la population totale d'une nation moyenne comme l'Espagne ; et nous avons pu assister impassibles, peut-être même sans nous en douter et inconscients, à cette colossale et monstrueuse hécatombe dont les victimes ont été les enfants, l'avenir du pays, les hommes et les femmes dans leur pleine virilité et à l'âge le plus utile de leur production et de leur rôle social. Au lieu de nous effrayer, nous avons vu, vers 1860, dans une étrange aberration par le roman et le théâ-

---

(1) L. Snstein, *in Thèse* Lyon, 1901, page 8 ; note prise au cours de M. le professeur Courmont.

tre, à l'époque d'About avec *Germaine* et d'Alexandre Dumas fils avec la *Dame aux Camélias*, ou d'autres littérateurs, cette affreuse phtisie pulmonaire devenir à la mode et même recherchée.

Associons-nous aujourd'hui à cette croisade sociale entreprise de tous côtés contre la tuberculose; qu'elle soit sans cesse notre *delenda Carthago*. Et par tous les moyens que nous connaissons jusqu'à ce qu'on ait trouvé le remède spécifique (qu'on peut toujours espérer quand on a découvert les remèdes du charbon, de la rage, de la diphtérie, du tétanos), il faut lutter contre ce terrible fléau.

Nos espérances paraissent même devoir peut-être bientôt se réaliser depuis la communication de Behring au Congrès de la tuberculose de Paris. Mais quand le remède spécifique sera trouvé, notre lutte préventive par les mesures d'hygiène s'imposera toujours.

Il vaut mieux prévenir que guérir.

En Allemagne, c'est par le sanatorium vulgarisé, popularisé, qu'on a réduit la mortalité tuberculeuse; et c'est par les Caisses d'assurances sociales créées par Guillaume Ier et Bismarck, en 1883, que le sanatorium a pris ce large développement.

En Angleterre, c'est surtout par l'assainissement de l'habitation ouvrière, l'hygiène du logement qu'on est parvenu à diminuer cette mortalité.

Au Congrès de Londres, en 1901, le professeur Brouardel disait : « Vous, Messieurs les Anglais, vous avez, en 1836, il y a près de soixante-dix ans, édicté une loi pour favoriser la construction de maisons salubres. Depuis lors, votre zèle ne s'est pas ralenti, votre législation compte plus de *dix acts* par lesquels, avec une persévérance admirable, vous avez assaini le logement du pauvre, l'atelier, la ville et le royaume tout entier. » Et le Dr Thorne-Thorne répondait, en parlant de l'œuvre gigantesque accomplie pour cette salubrité du logement, « notre travail s'est borné à l'application des principes connus de l'hygiène journalière ».

En définitive, surtout dans les maladies contagieuses,

l'hygiène reprend toujours ses droits qu'on ne devrait jamais méconnaitre.

Voici d'ailleurs le tableau de la mortalité par phtisie pulmonaire dans les nations composant l'Europe.

Décès par 10,000 habitants :

Russie	39.8
Autriche	36.2
Suède	23.1
Empire allemand	22.4
Suisse	20.8
Irlande	20.3
Ecosse	17.3
Angleterre	13.6
France	30.2
Danemark	19.1
Pays-Bas	18.8
Italie	18.7
Belgique	17.6
Norvège	17.1

On a laissé, je ne sais pourquoi, l'Espagne et le Portugal de côté.

Dans cette statistique, c'est l'Angleterre qui a obtenu les meilleurs résultats par l'assainissement de l'habitation ouvrière et l'isolement des tuberculeux, pratiqué depuis longtemps dans les hôpitaux spéciaux.

Après avoir démontré la contagion de la tuberculose, c'est avec juste raison, disait Villemin, « que le soldat phtisique est à son voisin de chambrée ce que le cheval morveux est à son compagnon d'écurie. »

Aussi sa mortalité tuberculeuse a pu diminuer, dans une période d'une quarantaine d'années, de 45 % et n'est plus aujourd'hui que de 13.6.

En France, d'après le même tableau, elle est encore de 30.2 par 10,000 habitants. A la séance du 20 février 1894 de l'Académie de médecine, M. Lagneau constatait que dans notre pays, d'après la statistique sanitaire portant sur 662 villes, qu'en général plus la population des villes est

agglomérée, plus elles sont gravement atteintes par la tuberculose, et il établissait les proportions suivantes :

Sur 95 chefs-lieux de moins de 5,000 habitants, la mortalité par tuberculeux est de 1.81 %.

332 villes de   5,000 à   10,000, 2.16 %.
127 —   10,000 à   20,000, 2.71 —
50 —   20,000 à   30,000, 2.88 —
46 —   30,000 à 100,000, 3.05 —
11 —   100,000 à 430,000, 3.63 —

Et Paris, avec ses 2,500,000 habitants, 4.90 %, à peu
près 5 %.

La densité de la population augmente donc la phtisie pulmonaire, qui est moins fréquente à la campagne.

Notre très sympathique et laborieux collègue, M. le
Dr Candelon, dans les savantes et intéressantes statistiques
qu'il communique, chaque année, à la Société de Médecine
sur l'état sanitaire de Toulouse, où il étudie avec tant de pré-
cision la mortalité déterminée par chaque maladie, suivant
le mois et l'âge des décédés, leur rang dans la mortalité
générale et les conclusions qui en découlent en les rappor-
tant à la période décennale, nous fournit, en particulier dans
la tuberculose, de précieux renseignements sur sa marche
décroissante à Toulouse.

Ainsi, pour une population officielle de 150,000 habitants, mais, comme l'avoue l'administration municipale qui
est en réalité de 180,000 âmes que pour des raisons fiscales
particulières la municipalité à tout intérêt à maintenir au
chiffre officiel de 150,000 habitants, la moyenne des dix
dernières années, d'après le Dr Candelon, serait de 390 décès
tuberculeux, c'est-à-dire, d'après les tableaux de M. Lagneau,
de 2.70 %, qui est la mortalité des villes de 10,000 à
20,000 habitants, inférieure de près d'une unité à la mortalité des villes de plus de 100,000 habitants, et plus inférieure encore à celle de Paris, qui est de 5 %.

Ainsi, malgré l'agglomération de la population qui accroît
dans une sensible mesure la mortalité tuberculeuse parce
qu'elle augmente la fréquence de cette maladie, malgré les

décès par tuberculose de ses hôpitaux qui, pour un certain nombre n'appartiennent pas réellement à la population toulousaine proprement dite, nous avons une mortalité bien inférieure à celle des villes de plus de 100,000 âmes, et nous ne perdons pas plus de tuberculeux que dans les villes de 10,000 à 20,000 habitants : Un tuberculeux sur 9 décès ordinaires (à Paris, la moyenne est de 1 sur 5) ; les mêmes proportions que le Dr Candelon avait trouvées dans ces statistiques, prises dans sa clientèle quand il exerçait dans le Gers, à la campagne. Et dans l'année de son état sanitaire de Toulouse 1904, où la mortalité de la tuberculose est tombée à 372, il maintient, en l'accentuant un peu plus, les conclusions de l'année précédente, et il conclut que les morts par tuberculose n'augmentent pas à Toulouse et semblent plutôt diminuer.

D'où vient cette faible mortalité relative de la tuberculose à Toulouse dans la dernière période décennale et la diminution même constatée de cette mortalité avec l'augmentation certaine de la population ? Voilà, messieurs, ce qu'il est très important de rechercher.

Au Congrès récent de la tuberculose à Paris, MM. d'Espine et Armaingaud ont prétendu que sur seize villes, en France, de 100,000 habitants, cinq, qui sont pourvues de sanatoriums maritimes, présentent une diminution de la tuberculose. Je ne puis discuter le rapport de ces Messieurs, que je n'ai pas sous les yeux, et je suis convaincu que l'action des cures maritimes pour enfant est indéniable. Dans tous les cas, Toulouse n'a pas de sanatorium maritime pour y envoyer ses enfants tuberculeux ou prétuberculeux, et la diminution de la tuberculose est beaucoup plus sensible que dans toutes les autres grandes villes, même celles pourvues d'un sanatorium maritime.

Est-ce les meilleures conditions hygiéniques de la ville ? Est-ce par la salubrité améliorée des petits logements des ouvriers et des pauvres ? Certes non. La ville de Toulouse, pour sa voirie, se trouvait encore, il y a peu de jours, dans de déplorables conditions.

L'enlèvement des ordures et des immondices s'y faisait toujours fort mal ou ne se faisait pas du tout. Les rues étaient d'une saleté légendaire pour les étrangers qui traversaient notre ville, et sous ce rapport, hélas ! par trop orientale.

Les égouts, qui reçoivent de certaines maisons des matières de vidanges, donnent des émanations malsaines et dangereuses.

Dans les anciens quartiers, les rues, habituellement étroites et tortueuses, sont bordées de vieilles maisons fort mal entretenues, dont les fosses, depuis longtemps, ne sont pas étanches et dans de détestables conditions d'hygiène.

Peut-être, avec le *Règlement sanitaire* prescrit par la loi d'hygiène du 15 février 1902 et adopté forcément par l'administration municipale, ces déplorables conditions seront-elles améliorées, si le bureau municipal d'hygiène veille à son application rigoureuse ?

Quoi qu'il en soit, c'est à d'autres causes que nous devons reporter cette faible mortalité tuberculeuse, et je crois qu'elle doit être attribuée à l'emploi plus fréquent de la bicyclette par la population ouvrière toulousaine. Je ne la rapporte pas à l'exercice, dit-on, favorable et salutaire de cette utile machine, c'est ailleurs qu'il faut rechercher cette heureuse influence.

A l'heure où les ouvriers quittent leurs chantiers, vers six heures du soir en été, vers quatre heures et demie en hiver, vous voyez la plupart monter sur leur bicyclette, qui regagnent la banlieue dans toutes les directions pour rentrer à leur domicile.

Au lieu de loger dans de mauvais taudis sans air, sans lumière solaire, dans des maisons sales et puantes, qui ne sont que trop nombreuses dans les vieux quartiers de la ville, où grouilleraient des nichées d'enfants vivant dans les plus détestables conditions hygiéniques, ils habitent à la campagne des petites maisonnettes, il est vrai, à un rez-de-chaussée, entouré d'un petit jardin qu'ils travaillent, récoltant leurs légumes. Ils ont un air salubre, l'influence micro-

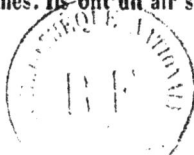

bicide du soleil, avantage considérable pour les prédisposés ou les candidats à la tuberculose.

Voilà quelle est l'heureuse influence pour moi de la bicyclette sur la diminution de la tuberculose à Toulouse.

En favorisant le domicile de l'ouvrier dans la banlieue, elle donne à son habitation plus de salubrité et plus d'air, nous nous rapprochons des conditions de l'Angleterre, qui, par l'assainissement du logement des pauvres, a fait descendre la mortalité tuberculeuse à 13 %.

Puis la fréquence de la tuberculose ne diminue-t-elle pas, comme nous l'avons constaté, avec la densité de la population ?

Peut-être même y a-t-il d'autres avantages dans ce séjour à la campagne ? Oui, c'est le taudis qui fait le cabaret, à dit Jules Simon, très certainement c'est le taudis et le cabaret qui font la tuberculose. Nous sommes aujourd'hui complètement fixés sur ces deux causes.

Eh bien ! à la campagne, on ne trouve pas le mastroquet en se retirant du travail, comme en ville au coin du quai ou de la rue. Avec une habitation incontestablement plus ensoleillée, plus aérée et un air meilleur, il y a moins d'occasion d'alcoolisme.

Voilà, je crois, les vrais bienfaits de la bicyclette dans la diminution de la tuberculose.

D'après les renseignements que j'ai pris à la mairie, il y avait l'an dernier, à Toulouse, 8.000 bicyclettes déclarées; mais nous savons qu'il y a assez de fraudes pour éviter l'impôt annuel qui frappe cette machine, et on peut, sans exagération, l'évaluer au moins à un tiers au-dessus de celles qui sont déclarées.

En France, d'après la dernière statistique (1905) des contributions indirectes, il y a 1.150.098 bicyclettes soumises à l'impôt, dont 16,118 motocyclettes.

En raison des avantages qu'elle me paraît offrir dans les grandes villes pour la population ouvrière ou des petits employés afin d'avoir un domicile plus sain, d'améliorer les conditions physiques et morales et de diminuer surtout la tuberculose, il faut supprimer l'impôt sur la bicyclette, au moins pour les travailleurs.

C'est l'honneur et le devoir de nous tous de faire aboutir, par des démarches auprès des municipalités, de nos députés et sénateurs, cette légitime et salutaire proposition, qui doit être réalisée dans le vote du budget de 1906. Il faut, suivant le mot de Gambetta, pourchasser l'apathie jusques dans ses repaires.

Maintenant que l'assainissement de l'habitation constitue, comme vous le savez par les résultats qu'elle donne partout pour la diminution de la tuberculose, et particulièrement en Angleterre, où elle est appliquée depuis longtemps, il faut tâcher, par tous les moyens, de favoriser chez l'ouvrier l'emploi de la bicyclette, qui lui permet d'habiter la banlieue des grandes villes.

La multiplication des squares spacieux dans les grandes cités, qui sont, comme le dit, je crois, le Dr Landouzy, l'extension des poumons des villes populeuses, ainsi que la largeur des rues, qui doit être, selon le vœu émis par le Congrès de Paris, au moins de la hauteur des maisons en bordure, favorisent l'aération et l'assainissement des grandes villes. Mais l'ouvrier, en général, n'en profite que dans une certaine mesure, il n'habite pas les quartiers des squares et de ces larges rues.

Les loyers y sont trop chers, et il ne trouve à se loger, vous le savez, que dans des réduits sans air, sans soleil, au fond des cours humides et étroites, ou dans des ruelles qui ne valent pas mieux.

Cependant, on doit favoriser et encourager tous ces embellissements, qui augmentent les conditions hygiéniques, quoiqu'ils n'existent surtout que pour l'agrément et le bien-être des habitants riches ou dans l'aisance.

Les jardins ouvriers, créés à Sedan, à Saint-Etienne et dans d'autres villes, rendent à la population de plus grands services ; ils tendent à ramener l'homme au contact de la terre, à le faire vivre dans un milieu biologique approprié à sa nature, ils lui fournissent un peu plus de *pabulum vitæ*, une meilleure et une plus grande quantité d'air.

L'extension de la création de ces jardins ouvriers en montre le succès. Car l'initiative, encore récente, compte aujourd'hui huit mille jardins en France, et ils commencent à se répandre en Belgique, en Russie et aux États-Unis.

Les colonies de vacances, envoyées à la montagne par les œuvres organisées dans les départements de la Loire, de la Haute-Garonne et dans d'autres contrées, en démontrent aussi l'efficacité. C'est un excellent moyen en ne donnant même pendant quelque temps, à ces déshérités de la fortune, un milieu plus sain, un air plus pur, de fortifier leur santé et de prévenir la phtisie-pulmonaire chez des enfants, qui sont le plus souvent ce qu'on appelle des prétuberculeux.

Donnez l'exemple en vous occupant de ces questions sociales et humanitaires, vous, médecins, hygiénistes ou simples philanthropes. Groupez des hommes généreux et de bonne volonté qui puissent faire aboutir ces importantes améliorations hygiéniques ; inspirez-vous du grand exemple de solidarité de ces mutualistes, qui créent des richesses en additionnant des pauvretés. Avec des sols, ils recueillent des millions, selon l'adage connu : l'union ne fait-elle pas la force ?

Pour la lutte antituberculeuse, nous savons tous que l'assainissement de l'habitation est le meilleur moyen de diminuer la tuberculose.

La quatrième commission d'hygiène sociale du Congrès de la tuberculose de Paris a clos son remarquable rapport par les mots suivants : « La question de la prophylaxie de la tuberculose est dominée par celle de l'hygiène de l'habitation ».

Ainsi que le dit Brouardel, « la maison insalubre est le foyer où se cultive et d'où rayonne le bacille de Koch ».

C'est pour cela qu'un grand philanthrope, M. Alphonse de Rothschild, avant sa mort, il y a quelques mois, a fondé l'Œuvre des habitations ouvrières salubres en donnant dix millions au fur et à mesure de la construction de ces immeubles.

Il s'est rappelé, pour le bien de l'humanité, de ce qui

s'est fait et des résultats obtenus à Londres dans la lutte contre la tuberculose.

Messieurs, vous n'avez pas des millions à donner pour les habitations ouvrières, comme M. Alphonse de Rothschild, mais encourageons par tous les moyens l'usage de la bicyclette dans le peuple pour faciliter son domicile dans la banlieue, plutôt qu'à l'intérieur d'une grande ville et vous obtiendrez comme à Toulouse, ainsi que je crois vous l'avoir démontré, et jusqu'à ce que l'on ait trouvé les moyens curatifs, la diminution de la tuberculose; même avec un remède curatif, il faudra toujours prévenir par l'hygiène sociale, l'extension des germes de cette terrible maladie.

J'exprime donc les vœux comme conclusion :

1° De la suppression ou une sensible diminution de l'impôt sur la bicyclette au moins dans les grandes villes.

Cette suppression ou diminution de l'impôt ne fera pas dans nos finances une brèche aussi considérable que la suppression de l'impôt des portes et fenêtres, émis cependant à l'unanimité par la IVe section de l'hygiène sociale au Congrès de la tuberculose de Paris, pour qu'on ne mesure plus parcimonieusement la quantité d'air respirable dans les grandes cités, à tout le monde, et surtout aux logements d'ouvriers.

Déjà, de plusieurs côtés, sans connaître et sans parler de l'influence de cette utile machine sur la diminution de la tuberculose, plusieurs députés doivent demander la suppression de cet impôt et M. Ballif, le président autorisé du *Touring-Club de France*, dans la revue mensuelle de cette Société sportive (octobre 1905), réclame avec M. Lucien Vrily, rédacteur au *Petit Parisien*, qu'on réduise au moins à trois francs l'impôt sur la bicyclette, se basant sur la disproportion qui existe entre la taxe annuelle d'une automobile de 20,000 francs ne payant qu'un impôt de 200 francs, soit 1 %, tandis qu'une bicyclette de 150 francs paie 6 francs, soit 4 % de l'intérêt du capital d'achat.

Or, l'un est l'instrument du riche, l'autre celui du pauvre.

D'ailleurs, à l'époque où le taux de 6 francs a été établi, cet instrument coûtait alors 600 francs et était considéré presque comme un objet de luxe.

Aujourd'hui, pour les ouvriers, les artisans et les petits employés qui habitent les grandes villes c'est non seulement pour eux une question d'économie de temps et de fatigue, et aussi de moralité en supprimant, à la sortie des chantiers, des ateliers ou des bureaux l'occasion du cabaret. Ils favorisent ainsi la vie de famille, mais c'est surtout une importante question d'hygiène et de santé en leur facilitant l'habitation à la campagne, dans la banlieue, préservant eux et leurs familles du danger de beaucoup de maladies, principalement des atteintes et de la propagation de la tuberculose en vivant dans un air plus pur, non souillé par la respiration de milliers et de milliers de personnes, infestés de microbes et leur donnent l'avantage comme l'Œuvre des jardins ouvriers, de l'occupation hygiénique, rémunératrice de leur petit jardin potager.

Pour ces motifs : Ce n'est donc pas la diminution de l'impôt que nous réclamons, mais sa suppression totale, pour obtenir avec d'autres avantages moraux et hygiéniques, la diminution certaine de la tuberculose ; car c'est l'impôt le plus antidémocratique, et le plus anti-social.

2° Enfin nous émettons aussi le vœu qu'on applique le règlement sanitaire de la loi du 15 février 1902, sur l'hygiène et principalement sur l'assainissement des habitations malsaines et dangereuses.

Les municipalités, par leur bureau d'hygiène, si ces bureaux font consciencieusement leur devoir, amèneront ainsi un notable abaissement de la mortalité en général, et en particulier de la tuberculose.

Qu'on établisse dans toutes les grandes villes des *casiers sanitaires des immeubles* ainsi que cela se fait à Paris et dans d'autres agglomérations importantes.

Qu'on détruise sans hésiter, et le plutôt possible ces repaires infects et dangereux de la tuberculose. Ne vous arrêtez pas comme le pensent quelques juristes timorés et méticuleux aux subtilités de la législation : *salus populi suprema lex esto.*

La vie de centaines et de milliers d'hommes, de femmes et d'enfants qui seront ainsi conservés, vaut bien d'abord le sacrifice qu'entraînerait la suppression de cet impôt, qui serait, par ces résultats sociaux, un dégrèvement très fructueux et très rémunérateur.

Enfin, qu'on insiste sur la complète observation d'une loi d'hygiène qui a été édictée après de laborieux efforts pour obtenir ces résultats et dans le but d'être appliquée.

Voilà, je crois, un des moyens les plus sûrs et les plus économiques de diminuer la tuberculose, ce terrible fléau social. C'est la réalisation, sans de grandes dépenses, de ce mot si vrai du professeur Grancher : « De l'air, de l'air et encore de l'air », et j'ajouterai aussi, quelques rayons de soleil. C'est presque la solution d'une des plus graves questions sociales.

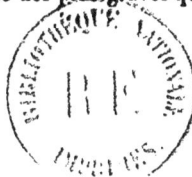

Toulouse. — Impr. d'Ecos et Olivier, place Saint-Georges, 12.

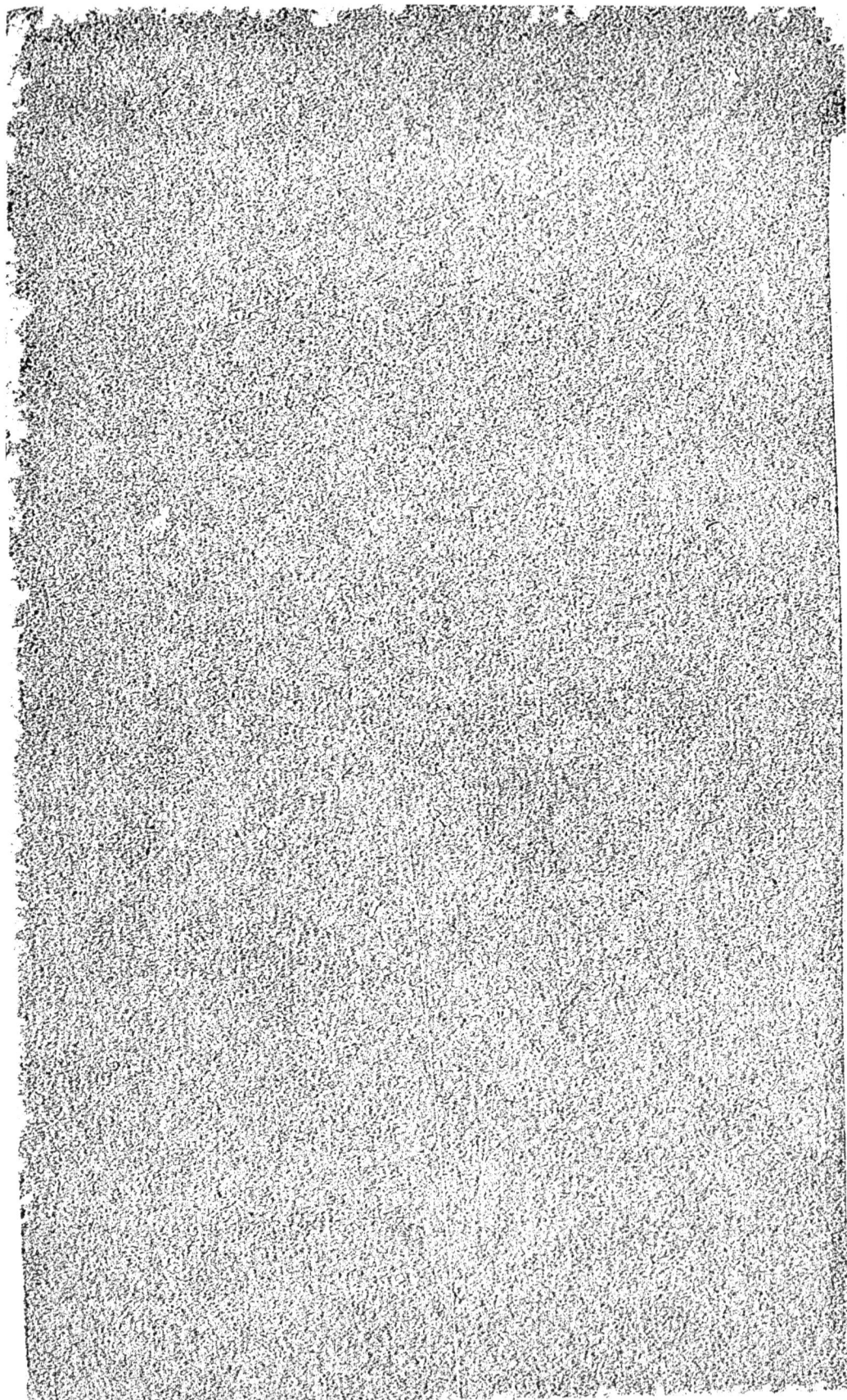

www.ingramcontent.com/pod-product-compliance
Lightning Source LLC
Chambersburg PA
CBHW070210200326
41520CB00018B/5574